LA FIÈVRE TYPHOÏDE

LA TUBERCULOSE & LA MALARIA

devant l'hygiène

PAR

le Docteur SOLMON

Médecin aide-major de 1ʳᵉ classe à l'hôpital militaire de Guelma

PARIS

A. MALOINE, ÉDITEUR

23-25, RUE DE L'ÉCOLE DE MÉDECINE, 23-25

—

1898

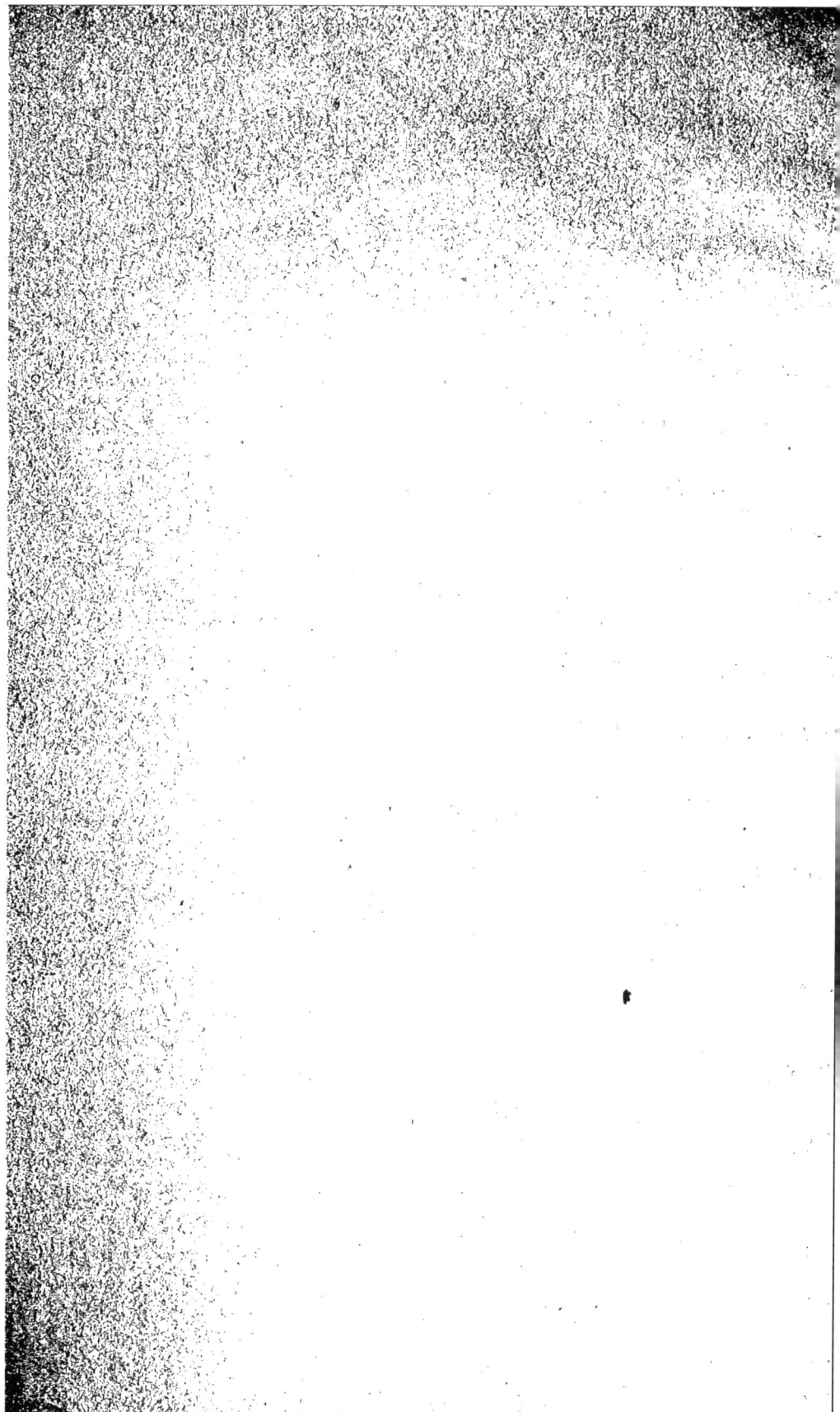

LA FIÈVRE TYPHOÏDE

LA TUBERCULOSE & LA MALARIA

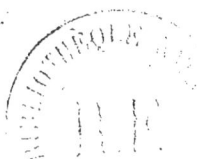

devant l'hygiène

PAR

le Docteur SOLMON

Médecin aide-major de 1re classe à l'hôpital militaire de Guelma

—⁂—

PARIS

A. MALOINE, ÉDITEUR

23-25, RUE DE L'ÉCOLE DE MÉDECINE, 23-25

—

1898

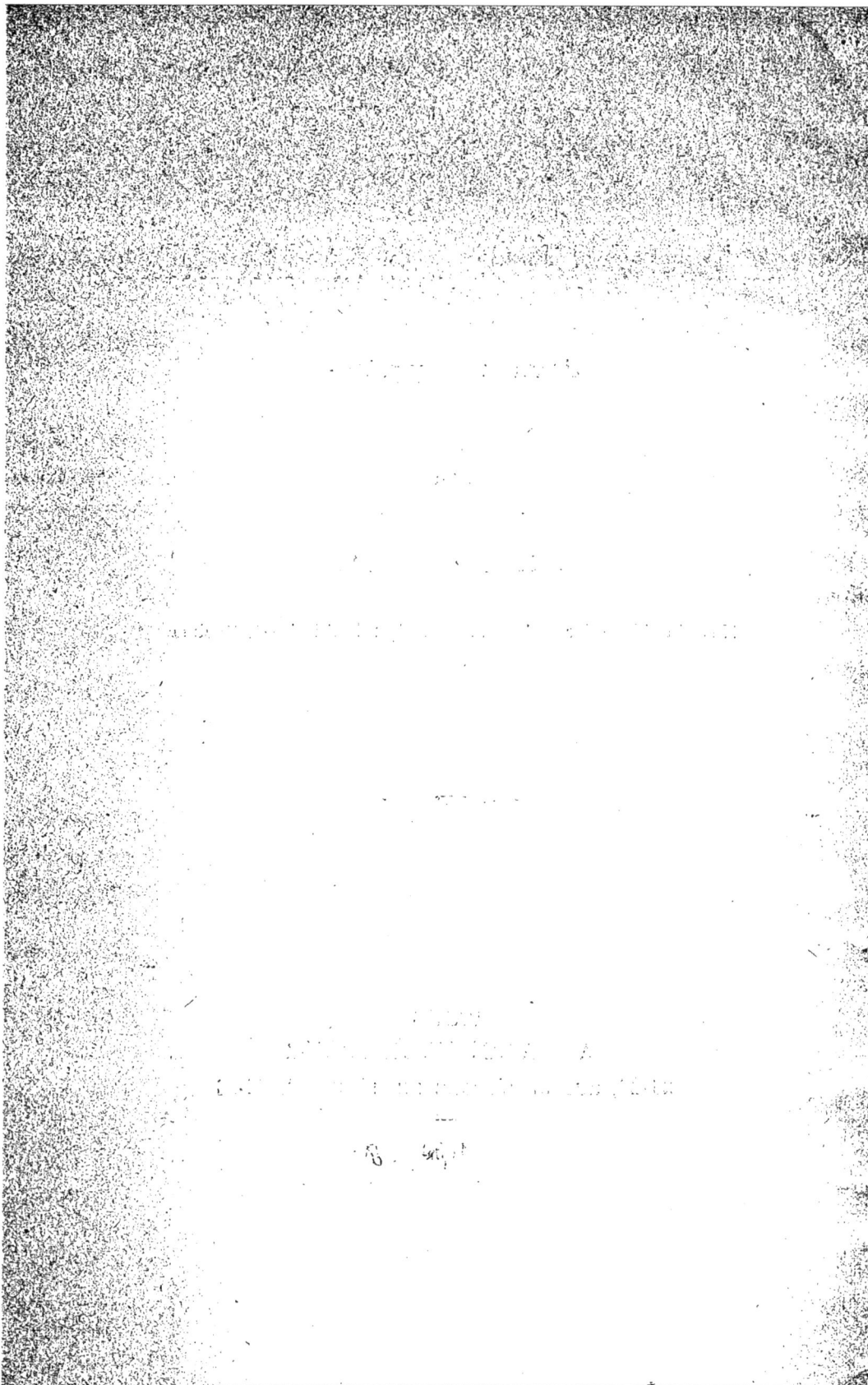

MESSIEURS,

Appelé à l'honneur d'exposer devant vous quelques-
unes des règles de l'hygiène, je crois bon de puiser
dans un programme fort chargé quelques points plus
saillants, sur lesquels nous pourrons, avec intérêt,
fixer un moment notre attention.

Mais, tout d'abord, examinons ce qu'est l'hygiène'
la définition seule devant nous dire l'importance de
cette science qui a pour but de conserver à l'homme
sa santé, en le fortifiant contre les causes de destruction qui nous entourent, et en supprimant, quand la
chose est possible, ces causes de destruction.

Ainsi donc : deux manières d'arriver au but : Supprimer quand on le peut faire, l'ennemi qui nous me-
nace, et quand cette partie du programme ne peut être
remplie, fortifier suffisamment l'organisme pour qu'il
résiste avec succès. Dans toute maladie, en effet,
faut considérer d'abord la cause, intoxication, trau-
matisme, le plus souvent un germe, et puis le corps
dans lequel évolue ce germe : autrement dit la graine
et le terrain. Ce dernier plus ou moins bien préparé à
la culture des semences que le hasard y fait tomber.

Supprimer la mauvaise graine ou la détruire avant

qu'elle n'ait eu le temps de se développer serait évidemment l'idéal. Déjà nous y sommes arrivés pour un certain nombre d'affections.

La gale, si affreuse au siècle dernier, aujourd'hui guérie en deux heures, la pourriture d'hôpital, l'infection purulente, dont nous préservent les méthodes antiseptiques, la diphtérie, le tétanos vaincus par les produits de leurs propres bacilles, et demain, Messieurs, quel triomphe si les autres maladies dont nous connaissons les germes, venaient à disparaître à leur tour; ainsi la tuberculose, la fièvre typhoïde et tant d'autres livrant leurs secrets sous l'effort des travailleurs acharnés.

Que de moyens gagnés dans cette lutte pour l'existence, et surtout, quels progrès avec l'hygiène qui nous met à l'abri même du mal, en empêchant la dissémination, en supprimant la contagion.

Combien utile pour l'individu qui voit ainsi sa vie se prolonger, combien plus encore indispensable aux collectivités et surtout à ceux à qui incombe le soin de ces groupements immenses d'individus nécessités par la vie moderne, villes, ateliers, magasins, mines, et au-dessus de tout cette masse colossale qui est l'essence même de la nation, l'armée.

La réunion des individus facilite en effet leur contamination, et la collectivité devient une cause morbide ; en multipliant la source des germes, elle leur donne une vigueur nouvelle et prédispose aux épidémies.

La statistique militaire vient en preuve de ces faits.

Nous ne recevons dans l'armée que l'élite de la nation ; tous ceux mal nés ou victimes d'un accident,
tous les faibles sont éliminés. La maladie devrait donc
ne guère sévir sur ces hommes choisis, ou tout au
moins, sévir avec moins de rigueur que sur le reste
de la population femmes et infirmes, alors qu'en réa-
lité, c'est le contraire qui se produit comme en témoi-
gnent les chiffres suivants empruntés à 27 années de
1861 à 1890 (élimination faite des deux années de la
guerre 1870-71).

1) Population militaire : 12,74.

Exactement, 9'14 + 3'60 de réformés pour des affections incurables devant entraîner la mort à bref délai
et qu'on doit en toute justice ajouter au premier chiffre.

2) Population civile : 7.

Portant sur un temps aussi long, ces chiffres 12 d'un
côté 7 de l'autre sont éloquents, ils disent bien la mortalité plus grande du milieu militaire.

Faut-il en accuser le service lui-même ?

Evidemment l'accoutumance à une vie nouvelle, la
fatigue, quelquefois, le surmenage, c'est-à-dire la fatigue poussée à l'extrème, à coups redoublés, sans
que l'organisme ait le temps de se reprendre pour ré-
parer ses pertes y peuvent jouer un rôle et sont souvent invoqués à juste titre, mais, pourtant nous voyons
l'officier essuyer, lui aussi, toutes les exigences du
service, affronter les intempéries des saisons, la fatigue des marches et échapper cependant à cette mor-

talité exagérée, tomber même au-dessous de la morbidité civile. D'où vient cette différence ? C'est que l'officier plus âgé, plus entraîné, échappe surtout à ce danger redoutable de la vie en commun, aussi peut-il mieux profiter des avantages de la vie militaire et de l'exercice au grand air.

Cette mortalité militaire (j'ai hâte de dire plus exagérée encore dans la plupart des armées étrangères) n'est pas seulement attristante au point de vue humanitaire, elle désole le patriote, puisqu'elle diminue les effectifs et les amène réduits au jour du combat.

Tous les grands chefs se sont montrés soucieux de la restreindre.

Napoléon déclarait : « que la santé est indispensable à la guerre, et ne peut être remplacée par rien. »

Voilà donc bien démontrée l'importance de l'hygiène dont les efforts tendent à protéger cette santé et luttent pour la conservation des effectifs. L'oubli de ses règles peut amener de terribles catastrophes ; rappelons la campagne de Crimée, tant de fois citée, parce que lointaine déjà ou nous perdions 95.000 hommes dont 75.000 par maladies

Certes le but est noble, dira-t-on, mais peut-on vraiment l'atteindre, dépend-il de l'homme de se mettre à l'abri du mal ; peut-on espérer que telle affection devienne plus rare et moins meurtrière. Il faudrait pour répondre à cette question passer en revue toutes les affections médicales et même, en les résumant rapidement, dépasser de beaucoup le temps de cette conférence.

Choisissons donc trois maladies connues de tous, tant par l'effroi qu'elles inspirent que par leur grande dissémination :

La tuberculose, la fièvre typhoïde auxquelles j'ajouterai, puisque nous sommes en Algérie, la fièvre intermittente, et voyons comment l'hygiène pourrait nous débarrasser de ces trois fléaux dont la cause aujourd'hui est bien connue, résidant dans des infiniments petits et qui, à délais plus ou moins brefs, devraient disparaître de nos statistiques comme s'en éliminent de plus en plus, le scorbut, la variole et la gale.

La gale : je vous ai vus sourire tantôt à ce mot qui n'excite plus aucune crainte, car l'on sait qu'en peu de temps, des frictions énergiques éliminent le parasite indiscret.

Le galeux n'est plus le réprouvé d'il y a un siècle à peine, qu'on fuyait comme la peste ; contaminé pour la vie entière, une fois que l'insecte s'était logé dans les replis de la peau, y creusant ses sillons y multipliant sa nombreuse famille, provoquant des démangeaisons insupportables transformant par les inflammations surajoutées le corps en une véritable plaie.

A une époque plus rapprochée, la variole faisait encore de nombreuses victimes.

De 1834 à 1849, l'armée sur 1000 décès en comptait 34 pour la variole, et combien de malades qui survivaient difformes, estropiés, aveugles et infirmes pour le reste de leur existence. En 1870, elle apportait son contingent à toutes les horreurs de ces mois terribles, et pendant le siège de Paris, elle frappait 60 hommes sur 1000.

Mais quels progrès depuis, sous l'influence de l'isolement des malades et surtout des vaccinations et revaccinations pratiquées avec persévérance.

Les chiffres décroissent d'année en année.

127 décès en 1876

98 décès en 1878

42 décès en 1882

3 à 4 maintenant

de sorte qu'on peut espérer le jour prochain où cette cause de mortalité ne sera plus qu'un souvenir.

Ce qui a été fait pour la variole peut se faire aussi par d'autres moyens pour la fièvre typhoïde, et ceci n'est pas supposition gratuite.

Il y a quelques années, la capitale de l'Autriche était décimée par la *dothienenterie* ; on s'alarma, on remonta aux causes et l'on trouva que les eaux souillées du Danube étaient le véhicule de la malade, on fit des frais considérables pour assurer aux habitants une eau pure irréprochable, et aujourd'hui, l'affection est si rare à Vienne qu'à la porte des cliniques un drapeau la signale aux étudiants désireux de s'instruire. Hélas, chez nous, point n'est besoin d'un signe qui la rappelle, le visiteur attristé la trouvera toujours dans nos hôpitaux civils ou militaires, et malgré les efforts déjà faits, elle enlève encore tous les ans plus de 500 soldats.

Voici, en quelques mots, comment le plus souvent les choses se passent. Une eau malsaine contenant

avec d'autres détritus des germes typhiques dits bacilles d'Eberth est absorbée ; que le buveur soit en
état de réceptivité morbide, de dépression physique,
fatigué, neurasthénié, les voies digestives opposant
une faible résistance, et voilà le bacille qui fait son
œuvre, s'installant dans l'intestin, y provoquant des
lésions, puis un empoisonnement de tout l'organisme.

Si des mesures de précautions ne sont pas prises,
le malade devient dangereux non seulement pour son
entourage, mais encore au loin pour des inconnus
qui boiront inconsciemment une eau contaminée par
les déjections de ce malade, déjections qui renferment
une multitude de bacilles typhiques, et ainsi, la maladie va se propageant et s'entretenant chez nous
d'une façon déplorablement endémique.

Le remède ? Supprimer la cause, neutraliser le
germe, ne donner aux troupes qu'une eau irréprochable, veiller à ce que les lieux d'aisance soient bien
tenus, que les déjections soient désinfectées, que l'encombrement, le surmenage ne viennent pas ajouter
leur cause déprimante et faire de l'organisme épuisé
une proie trop facile au mal.

Pour avoir une bonne eau, la capter aux sources
alors que les rivières n'ont pas encore été souillées
par les habitations riveraines ; quand on ne peut
la recueillir ainsi à l'origine, en cours de route par
exemple, s'assurer par un examen de la flore qu'elle
n'est pas nuisible.

L'eau stagnante sera toujours évitée ainsi que les

eaux qui baignent en grande quantité des racines de laurier rose, celles où croissent des carex, des roseaux, des nénuphars.

Le cresson, les véroniques indiquent, au contraire, une bonne eau potable. Alors qu'on n'a pas le choix, on pourra purifier l'eau douteuse ou malsaine par l'ébullition qui tue la plupart des germes nuisibles, par la filtration même grossière et improvisée, telle celle que l'on peut faire avec un baquet dont le fond sera rempli au 1/3 de braise ou de cendres.

On aura plus de sûreté encore si avant la filtration on a épuré l'eau par des procédés chimiques peu coûteux : par exemple, on ajoutera un peu de permanganate de potasse (1) ou de chaux jusqu'à teinte violacée. L'eau recueillie après filtration sur les cendres devra être parfaitement limpide ; et on la saura alors dénuée de tout germe. Ou bien surtout dans le sud de l'Algérie où les eaux sont tellement chargées en sel qu'elles en deviennent désagréables au goût, on diminuera leur degré hydrotimétrique par l'addition de poudres composées dont voici une formule dite poudre Maignen.

---

(1) 1 kilo (1 fr.) permet de désinfecter 200 hectolitres d'eau et qu'on ne soit pas effrayé de l'impedimentum créé par le transport de ces produits. Depuis quelques années l'industrie s'efforce de préparer les substances médicamenteuses sous une forme facilement transportable : c'est ainsi qu'on a fabriqué des comprimés, des granules, des lentilles exactement dosés, faciles à dissoudre. Nous reviendrons d'ailleurs un jour sur la manière la plus pratique pour l'explorateur, le colon, l'officier de se composer une petite pharmacie peu encombrante et d'un usage commode.

Poudre de carbonaté de soude   9 parties.
   —   chaux vive   5 parties.
   —   d'alun   1 partie.

On pourra enfin tenter, mais avec moins de succès, une purification rapide par le mélange à des mares de café, à de l'alcool, voire même à du vinaigre.

Les eaux boueuses, comme nous les rencontrons souvent à la suite des grosses pluies, seront clarifiées en quelques heures par la poudre de Maignen ou même simplement par l'addition d'une petite quantité d'alun et de carbonate de soude environ 0 gr. 10 cent. de chaque par litre d'eau.

En buvant une eau ainsi purifiée, nous n'évitons pas seulement la fièvre typhoïde, mais aussi une série d'affections qui peuvent nous arriver par cette voie, la dysenterie, par exemple, sans parler des œufs de parasites plus gros et non moins désagréables que les microbes, les tœnias, les lombrics, qui peuvent quelquefois quitter l'intestin, leur domicile habituel pour d'autres organes, le foie, le cerveau, l'œil et y provoquer des lésions redoutables.

Ainsi donc, un exercice réglé, des aliments sains, une bonne eau potable, voilà déjà ce que réclame l'hygiène ; mais le corps ne se nourrit pas seulement de matériaux solides ou liquides, il baigne dans un atmosphère à laquelle il emprunte continuellement pour les échanges organiques, de l'oxygène, y rejetant de l'acide carbonique. Que ce milieu ambiant soit souillé, trop chargé en acide carbonique, insuffisant en oxygène par suite d'encombrement, de la réunion d'un trop grand nombre d'individus dans le même local, qu'il contienne des particules morbides, et voilà le mal, par les voies respiratoires qui trouve une nouvelle porte d'entrée, et parmi les germes, ainsi introduits le plus redoutable de tous, le bacille de Koch, le microbe de la tuberculose.

La tuberculose pulmonaire, la phtisie qui en est le degré le plus ultime, voilà des noms familiers à tous, sujets de crainte aux plus braves : « Un sixième des décès sont imputables à cette affection, et l'armée française, comme les autres, lui paie un lourd tribut.

Tous les ans, 4.000 hommes : soit plus de 1/4 total des pertes de l'armée (26 à 27 %) sont éliminés pour cette affection.

Avec la fièvre typhoïde, elle produit près de la moitié des décès généraux.

Ainsi en 1893, 3254 décès dont 1304 (40 %) pour fièvre typhoïde et tuberculose.

Il y a quelques années, la contagion de la tuberculose était à peine soupçonnée, la cause mal connue. On savait bien l'influence détestable d'une hérédité douteuse, du froid humide, des logements mal aérés, d'une nourriture insuffisante, des excès alcooliques, de la fatigue trop grande, mais la vraie cause, la graine était ignorée.

C'est aux travaux surtout d'un médecin militaire français, Willemin, puis d'un bactériologue allemand que l'on doit d'avoir montré d'abord la contagion ; puis la cause de cette contagion, l'infiniment petit qu'on appelle du nom de celui qui, le premier, le découvrit, le bacille de Koch, et que tous connaissent maintenant.

C'est ce bâtonnet si résistant à tous nos moyens de destruction, qui empoisonne l'organisme, se multipliant dans les poumons malades, y creusant des cavernes plus ou moins grandes dont ensuite il est expulsé avec les crachats. Ces crachats se dessèchent, se mêlent aux poussières de l'air, salissant les chambres, rendant redoutables tous les coins que la lumière solaire ne purifie pas et c'est ainsi qu'on a pu relever de véritables épidémies, dans certaines chambrées, certains bureaux où étaient relégués des souffreteux, fuyant là les exigences du service, répandant autour d'eux les germes du mal, transformant leurs chambres en véritables foyers de tuberculose. Certaines casernes avaient ainsi une réputation déplorable.

Ici encore supprimer le germe, le mettre le plus tôt possible hors d'état de nuire, voilà ce qu'enseigne l'hygiène, et pour cela, faire la guerre aux crachats, même à ceux qui paraissent inoffensifs pour n'en laisser échapper aucun de dangereux, modifier nos mœurs sur ce point, empêcher qu'on ne crache non seulement sur le sol des chambres, dans les escaliers, mais même dans les cours et dans la rue comme déjà on a tenté à l'étranger.

Dans les casernes, multiplier les crachoirs remplis d'une solution antiseptique qui tuera les bacilles, les empêchera en tout cas de se mêler aux poussières de l'air ; faire ces crachoirs assez grands pour que le soldat ne se croit pas tenu de cracher à côté, les considérant comme un simple point de repère, les nettoyer tous les jours, en les maintenant 5 à 10 minutes dans l'eau bouillante.

Aération complète des chambres dès que les troupes sont parties à l'exercice, aération continue diurne et nocturne dès que la température extérieure le permet et ici, on peut dire qu'elle le permet toujours.

Bien des procédés pour réaliser cette aération continue, le plus simple d'abord, le léger entre-baillement des fenêtres, plus perfectionnés et choquant moins les habitudes, et la crainte des refroidissements, mille systèmes de ventilateurs dont un des plus pratiques, le système des doubles vitres Castaing. Enfin, ajoutons le nettoyage fréquent des casernements, et surtout des bureaux, des magasins, de tous les recoins où s'abritent les malingres, les plus exposés à s'infecter eux-mêmes dans la malpropreté et l'air confiné. Toutes ces mesures prises, contre le microbe de la tuberculose comme le plus fréquent, le plus redoutable, auront pour conséquence d'agir du même coup sur d'autres germes qui peuvent aussi s'introduire par les voies respiratoires, grippe, diphtérie, bronchites, pneumonies, etc.

Et ceci m'amène tout naturellement à vous parler de la troisième affection que nous voulions passer en revue, la fièvre intermittente dont la graine pénètre ainsi avec l'air inspiré, quelquefois plus brusquement introduite sous la peau par une piqûre de moustique qui la jette directement dans le courant sanguin.

A toute époque, la malaria a frappé cruellement les armées, tous les ans, en Algérie et Tunisie, elle provoque 10 à 15 pour 100 d'atteintes.

Mais c'est surtout en campagne, dans les expéditions coloniales, qu'elle devient meurtrière, elle mit un moment en question la possibilité de notre maintien en Afrique, et peut-être eût-il fallu abandonner l'Algérie sans les précieuses applications de la quinine à la cure de cette affection. Un monument, élevé à la gloire du médecin d'armée, Maillot, rappelle la reconnaissance du pays envers un de ses bienfaiteurs.

A Madagascar, la fièvre palustre enleva 2 hommes sur 5 de l'effectif, c'est elle qui causa les hécatombes de cette expédition meurtrière.

Depuis longtemps, on savait que les bas-fonds, l'embouchure des rivières, les marais souterrains, les terres neuves ou fraîchement remuées, étaient des sources puissantes de paludisme, et cela avec d'autant plus de régularité et de vigueur que l'on descend des climats modérés vers l'équateur, mais ce n'est qu'en 1878, dans cette province même de Constantine, qu'un médecin militaire précisait enfin ces connaissances et montrait que la cause directe de l'infection était un parasite du sang dont il décrivait les différentes formes, tantôt globule muni de flagellés aux prolongements vibratils, tantôt réduit à ces seuls prolongements.

L'atteinte de l'organisme se manifeste d'abord par un frisson, auquel succède plus ou moins vite un sentiment de chaleur, le tout se terminant dans une crise de sueurs.

Puis il semble que l'action du parasite soit momentanément empêchée ou que le système nerveux épuisé ne puisse plus réagir ; mais le lendemain ou le surlendemain, un nouvel accès va se produire et ainsi de suite avec régularité, d'où le nom de fièvre intermittente donné à la maladie.

Peu à peu, les accès s'éloignent, le malade, s'anémiant de jour en jour, arrive à ne plus même s'apercevoir des légères exacerbations du mal devenu chronique, le retour au sol natal peut seul conjurer le dénouement fatal de cette cachexie palustre.

D'autres fois, au contraire, les accès sont exceptionnellement longs ou tellement rapprochés, que le premier n'est pas encore fini que déjà un autre commence. Enfin, la fièvre peut être si vive, surtout pendant les jours de grosse chaleur, après une exposition directe aux rayons solaires, une marche fatigante, des excès alcooliques, que l'individu est emporté rapidement ; c'est cette forme redoutable que l'on appelle l'accès pernicieux et qui nécessite une intervention rapide et énergique.

Quelle que soit la forme sous laquelle se manifeste le mal, c'est toujours l'effet de l'empoisonnement du sang par l'hématozoaire de Lavenan, et la prophylaxie découle tout naturellement de ce que nous venons d'apprendre.

Puisque nous connaissons la graine et les conditions qui en favorisent l'éclosion, il suffit de nous mettre à l'abri de cette graine et de ces causes secondes.

Fuir les terrains marécageux, éviter — surtout l'été — les travaux de terrassements où les confier à des noirs dont l'organisme paraît plus réfractaire.

En cas de nécessité absolue de travaux insalubres, tels que curages d'égoût, déssechements de marais, déblaiements de routes, feuillées, diminuer les chances de contagion, par le lavage antiseptique des mains des hommes employés, et par la désinfection des boues à l'aide d'un mélange de sulfate de fer et de lait de chaux (500 gr. sulfate de fer et 1 kilog de chaux vive par mètre cube de vase, suivant une formule donnée par Rabot).

Déjà ces mesures indiquées par la théorie ont donné d'heureux résultats pratiques, en particulier lors du curage du canal de Versailles et du lac de Saint-Mandé, en 1892. Grâce aux précautions prises, aucun ouvrier n'est tombé malade pendant ces travaux malsains, et les habitants du voisinage n'en éprouvèrent aucun inconvénient.

On a proposé pour les troupes obligées de traverser des régions insalubres, des masques filtrants : comme pour l'eau, la filtration retiendrait les germes et l'air n'arriverait aux bronches que dépouillé de ses particules nuisibles, privé de tout parasite.

Malgré la bizarrerie de l'application qui fait d'abord sourire, l'idée paraît théoriquement séduisante et mériterait sans doute d'être essayée.

Enfin, dans des circonstances exceptionnelles la prise journalière de quinine à petites doses (0,20 à

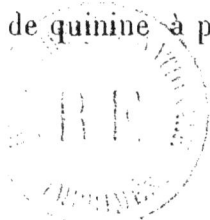

0,30 centigrammes) paraît d'une certaine utilité, non pas tant peut-être pour créer un état réfractaire de l'organisme que pour tuer, dès leur apparition, les premiers parasites qui pénétreraient dans le sang.

Enfin les règles d'hygiène générale que nous rappelions au début doivent s'appliquer ici encore dans toute leur rigueur, éviter toute fatigue, soigner l'alimentation, s'assurer de la pureté de l'eau, ménager un repos réparateur.

On peut espérer que, dans ces conditions, les futures expéditions des Européens dans les régions palustres, ne seront plus les marches funèbres qu'elles paraissent le plus souvent avoir été jusqu'ici.

Déjà, en 1874, les Anglais, dans leur expédition contre les Achantis, ne perdirent par maladie que 31 hommes en 3 mois sur un effectif de 1828. Cette brillante exception doit devenir la règle.

Conclusion

Messieurs, il est temps de résumer ces données si encourageantes. Pénétrons-nous tous de cette idée que la plupart des maladies sont évitables ; en particulier, que la fièvre typhoïde, la tuberculose, la malaria qui font à l'heure actuelle tant de victimes peuvent non seulement guérir par une thérapeutique habile, mais être surtout plus facilement évitées et qu'il est permis d'en espérer la disparition complète le jour

où l'on voudra bien appliquer rigoureusement les règles prophylactiques de l'hygiène moderne.

Nous verrons bientôt qu'il en est de même de deux
autres fléaux, la syphilis et l'alcoolisme dont il ne dé-
pendrait que de l'homme de hâter la disparition.

Que d'existences conservées, que d'êtres chétifs
rendus plus robustes quelles ressources nouvelles
pour le pays. Le but est assez important pour que tous
aident à l'atteindre et cette causerie aura été utile
si en montrant le danger, elle a pu vous inspirer le dé-
sir de l'éviter et d'y soustraire tous ceux qui nous
sont chers, au premier rang ces jeunes gens que la
France vous confie non seulement pour les entraîner
et les exercer mais aussi pour les lui rendre plus
forts et plus robustes, par cela même plus aptes à la
défendre au jour du danger.

Loin d'être une entrave pour le commandement
l'hygiène s'en fait le précieux auxiliaire ; sans elle les
chefs n'auraient bientôt en mains qu'un instrument
débile et défaillant.

Elle mérite donc bien les sacrifices qu'elle demande,
les exigences qu'elle impose, et comme disait déjà
Montaigne rappelé l'autre jour à l'Académie de Médecine par le docteur Ferrand : « Toute voie qui mène à
la santé ne se peut dire ni âpre ni chère. »

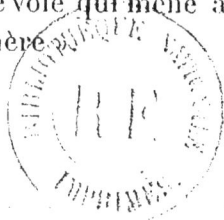

BIBLIOGRAPHIE

La plupart des idées rappelées dans ce travail de vulgarisation sont aujourd'hui tombées dans le domaine commun sans qu'il y ait lieu de remonter aux nombreux auteurs qui en ont fait le patrimoine de tous.

Citons cependant parmi les ouvrages plus spécialemeut consultés.

Bouchard. *Traité de pathologie générale.*

Coustan. *Aide-mémoire de médecine militaire.*

Laveran. *Traité du paludisme.*

Laveran et Teissier. *Éléments de patholohie médicale.*

Marvand. *Maladies du soldat.*

Vaillard. *Étiologie de la fièvre typhoïde.*

Viry. *Principe d'hygiéne militaire.*

Wurtz. *Précis de bactériologie clinique.*

Orléans. – Imp. MORAND rue Bannier, 47.

AUSSET (D'), professeur agrégé. **Leçons cliniques sur les maladies des enfants**, faites à l'hôpital Saint-Sauveur. 1890-91. 1 volume in-8, 1898. .... **5 fr. »**

BERDAL (D'), médecin de consultations à l'hôpital Saint-Louis. **Traité pratique des maladies vénériennes**. Préface de TENNESON. In-8, 1897, avec fig. et pl. col. .... **10 fr. »**

BERNHEIM. Immunisation et sérumthérapie, 2° édition, revue et augmentée. In-8, 1897. .... **4 fr. »**

BERNHEIM. Formulaire clinique, formules pratiques recueillies à la polyclinique de Vienne. Traduit sur la 15° édition et augmenté de nombreux travaux originaux. Un vol. in-32, cart., 1896. .... **4 fr. »**

CHATELAIN. Précis iconographique des maladies de la peau. Ouvrage accompagné de 50 PLANCHES HORS TEXTE EN COULEUR, reproduites d'après nature, par FÉLIX MÉHEUX, dessinateur des services de l'HÔPITAL SAINT-LOUIS. Un fort vol. gr. in-8, 1896, relié toile. .... **25 fr. »**

COURTADE. Manuel pratique du traitement des maladies de l'oreille. Un vol. in-18, 1895. .... **4 fr. »**

JAKOB. Atlas du système nerveux, suivi d'un précis d'anatomie, de pathologie et de thérapeutique des maladies nerveuses. Ouvrage comprenant 98 pl. color. et fig. dans le texte. Traduit par les D' REMOND, professeur à la Faculté de Toulouse, et CLAVELIER, chef de clinique. In-12, cartonné, 1897. .... **12 fr. »**

KRAFFT-EBING. Traité clinique de psychiatrie, traduit sur la cinquième édition allemande, par le D' EMILE LAURENT. Un fort vol. in-8, 1897. .... **20 fr. »**

LEVILLAIN. Essais de neurologie clinique: neurasthénie de BEARD et états neurasthéniformes. In-12, 1895. .... **4 fr. »**

MALBEC. Consultations et ordonnances médicales, 2° édit., revue et augmentée, in-18, rel. souple, 1897. .... **4 fr. »**

MAURANS (D' de). **Compendium moderne de médecine pratique**, publié sous la dir. du D' DE MAURANS. In-8 de 724 p., 1894. **12 fr.**

NOGUÉ. Précis de posologie infantile. In-8, rel. s., 1895. **3 fr. 50**

PANSIER (d'Avignon). **Traité d'Électrothérapie oculaire**, avec une préface de M. le D' E. VALUDE. Un vol. in-18 avec fig. 1895. .... **6 fr. »**

PANSIER (d'Avignon). **Traité de l'œil artificiel**. Un vol. in-18 cart. avec fig., 1895. .... **4 fr. »**

STAPFER. Traité de Kinésithérapie gynécologique (système de BRANDT), nouvelle méthode de diagnostic et de traitement des maladies des femmes. Ouvrage contenant la traduction du livre de BRANDT et 130 fig. In-8, 1897. .... **12 fr. »**

TRUC, professeur de clinique ophtalmologique à Montpellier, et **VALUDE**, médecin de la Clinique ophtalmologique des Quinze-Vingts. **Nouveaux éléments d'ophtalmologie**. 2 vol. in-8, 1886, avec 257 fig. et 1 pl. en couleur. .... **20 fr. »**

VARIOT. La diphtérie et la sérumthérapie. Études cliniques faites au pavillon Bretonneau. In-8, 1898, avec 28 fig. et 1 pl. col. ... **12 fr. »**

VAUCAIRE. Formulaire de gynécologie thérapeutique, traitement des maladies des femmes (Formules des professeurs et médecins spécialistes). In-18, 1895, rel. .... **4 fr. »**

VIGNES. Technique de l'exploration oculaire, introduction à l'étude de l'Ophtalmologie. Un vol. in-8 avec 213 fig. dans le texte, 1896. .. **8 fr. »**

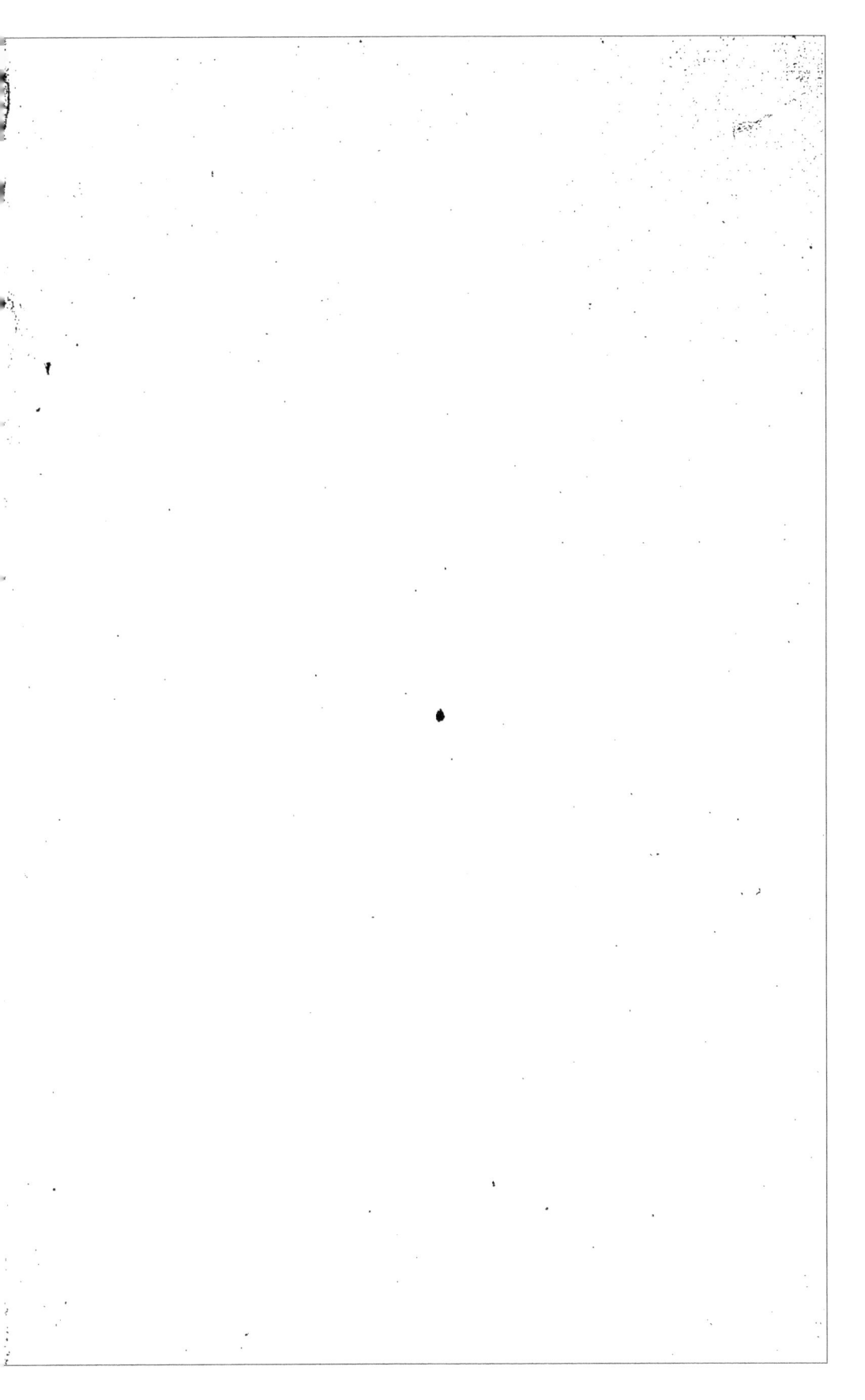

www.ingramcontent.com/pod-product-compliance
Lightning Source LLC
Chambersburg PA
CBHW070214200326
41520CB00018B/5631